LA MORTALITÉ INFANTILE A LA CAMPAGNE

En France, « la dépopulation est dénoncée avec une âpreté croissante comme un péril national », de sorte que l'étude de la mortalité infantile et des moyens propres à la réduire a pris une importance telle que, comme l'a écrit M. le sénateur Paul Strauss (1), « elle constitue dans l'état de paix armée et de concurrence économique des peuples l'œuvre la plus forte et la plus sûre de défense nationale. »

Nombreux ont donc été durant ces vingt dernières années les travaux concernant la mortalité infantile en France.

Toutefois cette importante question a été envisagée beaucoup plus à la ville que dans les campagnes auxquelles on se contente habituellement d'assigner, comme le proclamait dans des pages mémorables J.-J. Rousseau (2), le beau rôle de renouvellement de la race et de foyer de repopulation.

Les multiples observations qu'au double titre de maire d'une commune rurale et de médecin de campagne nous avons pu faire, nous ont amené à la conviction qu'on ne peut pas affirmer avec Vandervelde (3), tout au moins pour ce qui concerne les enfants de moins d'un an, que « la mortalité des grandes agglomérations, pour les groupes de même âge, est sensiblement plus forte que celle de la campagne. »

(1) Paul Strauss, *Dépopulation et Puériculture.*
(2) J.-J. Rousseau, *Emile*, livre I, p. 36.
(3) Vandervelde, *L'Exode naval et le retour aux champs.*

Très fréquemment, au contraire, nous avons observé cette anomalie qui semble paradoxale que les petits paysans meurent dans une plus forte proportion que les petits citadins durant la première année de leur existence. Nous avons recherché si nos observations étaient corroborées par celles qui sont consignées dans les registres des ministères, des préfectures et des mairies, persuadés que nous sommes que, comme l'a écrit l'éminent sénateur Strauss (1), la première condition de lutte et de succès contre la mortalité infantile est de connaître, au moyen de documents stastistiques, les territoires ravagés, les pays éprouvés.

*
* *

Les statistiques qui nous ont été obligeamment fournies au ministère de l'Intérieur et au ministère du Travail nous ont permis d'établir, pour les années 1906, 1907 et 1908, quel est dans chaque département le pourcentage des décès chez les enfants âgés de moins d'un an par rapport à la population qui a fourni ces décès, facile à évaluer par le chiffre des naissances de l'année correspondante.

Bien que nous nous proposions de faire des mort-nés à la campagne l'objet d'une étude spéciale, nous avons eu soin de les comprendre dans nos statistiques et nous les avons comptés aussi bien dans le chiffre des décès que dans celui des naissances, car des observations sûres ont amplement démontré que les décès des mort-nés ne sont pas de ceux devant lesquels on doive s'incliner avec une résignation impuissante. Il est certain, bien au contraire, que contre ces décès, comme contre les autres décès des enfants de moins d'un an, la lutte est possible par une organisation convenable de la protection des mères et de la puériculture intra-utérine. En tenant compte de ces considérations, nous avons dressé le tableau suivant où les départements sont rangés par ordre de mortalité infantile décroissante.

A l'examen de ce tableau, on se persuade vite que ce ne sont pas toujours les départements industriels ni ceux qui renferment les grandes villes qui payent le plus lourd tribut à la mor-

(1) Paul Strauss, *Croisade sanitaire*.

talité infantile, et que dans beaucoup de départements agricoles et ne contenant pas de grandes agglomérations la mortalité infantile est excessivement grande.

Décès de 0 à 1 an pour 100 naissances.

Départements.	Année 1906.	Année 1907.	Année 1908.	Moyenne.
1. Hautes-Alpes	26 75	26.12	23.63	25,50
2. Ardèche	26.94	25.51	21.51	24,65
3. Seine-Inférieure	25.95	21 69	22.95	23,53
4. Aveyron	22.82	24.08	20.69	22,53
5. Sarthe	24.43	19.98	21.16	21,85
6. Bouches-du-Rhône	22.23	21 77	20.83	21,61
7. Tarn-et-Garonne	23.06	21.94	19.33	21,47
8. Haute-Loire	22.68	22.06	19 05	21,26
9. Eure-et-Loir	21.99	21.19	20.44	21,19
10. Gard	20.04	22.30	20.09	20,81
11. Orne	21.68	21.18	18.98	20,61
12. Lot	21.41	22.07	18.21	20,56
13. Vosges	21.41	19.53	19.75	20,23
14. Territoire de Belfort	78.08	21.77	20.82	20,22
15. Loire	20.82	20.69	19.07	19,86
16. Savoie	20.79	19.82	18.45	19,68
17. Basses-Alpes	18.62	19.83	20 57	19,67
18. Meurthe-et-Moselle	19.84	18.38	19.97	19,39
19. Alpes-Maritimes	19 56	18.73	19.83	19,37
20. Drôme	19.90	20.03	17.98	19,30
21. Somme	20.62	17.32	19.86	19,26
22. Marne	20.48	18.24	19.02	19,24
23. Ille-et-Vilaine	21.58	18 82	17.24	19,21
24. Lozère	19.83	19.66	17.74	19,07
25. Tarn	20.06	20.02	17.13	19,07
26. Nord	19.84	18.76	18 44	19,01
27. Eure	21.99	16.48	17.58	18,68
28. Cantal	19 93	20.56	15.47	18,65
29. Côtes-du-Nord	18 70	18 10	19.14	18,64
30. Doubs	20.47	17.61	17.77	18,61
31. Seine-et-Marne	20 57	17.81	17.36	18,58
32. Vaucluse	18.20	19.57	17 76	18,51
33. Seine-et-Oise	20.70	17.30	17.06	18,35
34. Haute-Savoie	19.40	20.13	15.23	18,25
35. Isère	18.77	19.32	16 52	18,20
36. Oise	19.68	16.10	18.54	18,10
37. Mayenne	19.53	16.48	18.31	18,10
38. Var	18.92	17.98	16.58	17,82
39. Calvados	19.69	16.34	17.41	17,81
40. Aisne	19.03	16.99	17.29	17,77

41. Meuse	18.85	16.40	18.03	17,76
42. Aube	19.94	16.79	16.09	17,60
43. Rhône	18.73	18.19	15.34	17,42
44. Pyrénées-Orientales	18.05	18.71	15.33	17,36
45. Haute-Garonne	18.24	17.43	16.23	17,30
46. Loir-et-Cher	17.61	17.70	15.61	16,97
47. Yonne	17.61	16.28	16.90	16,93
48. Haute-Saône	19.69	15.78	15 30	16,92
49. Puy-de-Dôme	18.16	15.21	11.16	16,84
50. Corrèze	17.86	16.73	15.92	16,83
51. Pas-de-Calais	17.55	15.03	16.93	16,83
52. Manche	17.57	17.57	15.36	16,83
53. Finistère	17.55	16.12	16.81	16,82
54. Ariège	17.09	18.13	15.02	16,74
55. Hautes-Pyrénées	18.06	16.40	15.54	16,66
56. Seine	16.82	16.75	16.35	16,64
57. Hérault	16.96	18.04	14.63	16,54
58. Jura	18.04	15.85	15.41	16,43
59. Morbihan	15.62	17.80	15.48	16,30
60. Aude	14.66	18.13	16.02	16,27
61. Ardennes	16.97	16.34	15.32	16,23
62. Loiret	17.47	15.71	14.72	15,96
63. Lot-et-Garonne	15.58	16.25	15.69	15,84
64. Charente-Inférieure	17.93	14.15	15.31	15,79
65. Nièvre	16.10	16.47	14.75	15,77
66. Ain	17.05	15.96	14 17	15,72
67. Maine-et-Loire	16.52	13.55	16.54	15,53
68. Haute-Marne	17.82	15.16	13.63	15,53
69. Saône-et-Loire	17.33	15.80	13.41	15,51
70. Dordogne	16.43	15.39	14.61	15,47
71. Gers	16.07	14.94	14.98	15,33
72. Loire-Inférieure	15.10	16.40	14.40	15,30
73. Indre-et-Loire	15.38	15 60	14.19	15,05
74. Charente	14.36	14.62	14.57	14,51
75. Côte-d'Or	16.91	13.49	13.08	14,49
76. Haute-Vienne	14.59	15.53	13.76	14,29
77. Deux-Sèvres	15.83	12.14	14.74	14,23
78. Gironde	15.31	13.24	14.03	14,19
79. Cher	15.03	13.84	13 28	14,05
80. Basses-Pyrénées	14.03	14.10	13.98	14,03
81. Corse	14.20	15.71	12 05	13,98
82. Vendée	16.44	12.69	11.82	13,65
83. Vienne	13.29	13 33	12 87	13,16
84. Allier	12.98	12 54	11.88	12,46
85. Indre	12.43	11.29	12.33	12,01
86. Landes	12.73	12.50	10.34	11,85
87. Creuse	11.86	11.67	9.76	11,09

Le manque absolu de parallélisme qui existe entre la faiblesse de la mortalité infantile dans un département et le peu d'intensité de sa population industrielle apparaît encore plus nettement si on rapproche de la précédente statistique les données fournies par le recensement général de la population dont les résultats ont été publiés par le ministère du Travail. Les chiffres publiés par le ministère du Travail établissent pour chaque département le pourcentage de la population agricole et celui de la population industrielle, de sorte que, « suivant le nombre relatif des personnes engagées soit dans l'agriculture soit dans l'industrie », les départements peuvent être divisés en trois groupes.

Le premier groupe, renfermant les départements essentiellement agricoles, c'est-à-dire ceux dont au moins 50 p. 100 de la population active masculine est occupée dans l'agriculture, comprend par ordre de proportion décroissante les départements suivants : Lot, Gers, Corrèze, Alpes (Hautes-), Creuse, Lozère, Alpes (Basses-), Dordogne, Cantal, Ariège, Savoie, Côtes-du-Nord, Landes, Loire (Haute-), Savoie (Haute-), Ardèche, Vendée, Sèvres (Deux-), Lot-et-Garonne, Tarn-et-Garonne, Aix, Aveyron, Loir-et-Cher, Puy-de-Dôme, Indre, Corse, Pyrénées (Hautes-), Aude, Mayenne, Morbihan, Vienne, Drôme, Charente Yonne, Manche, Pyrénées (Basses-), Ille-et-Vilaine, Sarthe, Finistère, Charente-Inférieure, Jura, Allier, Vienne (Haute-), Pyrénées-Orientales, Nièvre, Saône (Haute-), Orne, Tarn, Maine-et-Loire, Indre-et-Loire, Saône-et-Loire, Eure-et-Loir, Cher, Vaucluse, Loiret, Garonne (Haute-), Côte-d'Or, Hérault, Loire-Inférieure.

Le second groupe, renfermant les départements essentiellement industriels, c'est-à-dire ceux dont plus de 40 p. 100 de la population active totale est occupée dans l'industrie, comprend par ordre de proportion décroissante les départements suivants : Nord, Belfort (Territoire de), Loire, Seine, Bouches-du-Rhône, Rhône, Meurthe-et-Moselle, Ardennes, Vosges, Pas-de-Calais, Seine-Inférieure, Somme, Oise, Aube, Aisne, Seine-et-Oise, Isère, Marne et Gard. Les autres départements, constituant le groupe intermédiaire, ont une population dont 30 à 40 p. 100

est dans l'industrie et dont 40 à 50 p. 100 est dans l'agriculture. Ce groupe renferme les départements suivants par ordre de proportion décroissante de la population industrielle : Var, Marne (Haute-), Doubs, Meuse, Seine-et-Marne, Eure, Gironde et Calvados. La comparaison de notre tableau avec la classification précédente montre que dans sept départements essentiellement agricoles, on a observé, durant les trois années considérées, une moyenne de plus de 21 décès de 0 à 1 an pour 100 naissances, tandis que deux seulement des 27 départements où plus de 30 p. 100 de la population est industrielle, la Seine et les Bouches-du-Rhône, ont présenté le même pourcentage de décès d'enfants de moins d'un an. La moyenne de ces décès a été dans la Seine-Inférieure de 23,53 p. 100, tandis que dans l'Ardèche elle s'est élevée au chiffre de 24,65. Elle a atteint celui de 25,50 dans le département des Hautes-Alpes qui, occupant ainsi dans notre liste des départements dressée par ordre de mortalité infantile décroissante le premier rang, est cependant un des quatre départements où la population agricole surpasse le plus nettement la population industrielle. Dans le Lot, qui est de tous les départements celui où la proportion de la population agricole est la plus élevée ainsi que dans les départements essentiellement agricoles des Basses-Alpes, de la Lozère, de l'Aveyron, de la Sarthe, du Tarn-et-Garonne, on observe une mortalité infantile bien supérieure à celle du département du Nord. Ce dernier qui est, d'après les chiffres du recensement, le département dans la population duquel l'élément industriel a le plus d'importance, n'occupe que le vingt-sixième rang dans notre tableau. Le Rhône, qui est un département essentiellement industriel, n'occupe dans notre tableau que le quarante-troisième rang, le Pas-de-Calais et la Haute-Marne se trouvent au cinquante-et-unième et au soixante-huitième rangs, la Gironde est à la fois un des 10 départements doués de la plus faible mortalité infantile et un des 27 départements du groupe industriel. Les Ardennes, la Loire-Inférieure et la Côte-d'Or sont aussi des départements industriels à mortalité infantile faible, le Territoire de Belfort et la Loire occupent les 2e et 3e rangs dans la liste des départements par importance de la population industrielle décroissante, tandis qu'ils sont dans notre tableau les 14e et 15e départements. L'Oise, l'Aisne et l'Aube sont tout à la fois les 36e, 40e et 42e départements par ordre de mortalité infantile décroissante et les 13e, 14e et 15e si on se place au point de vue du nombre des habitants occupés dans l'industrie. La Seine, sur l'importance de la population industrielle de laquelle il n'est pas besoin d'insister, a eu, durant les années considérées, une proportion de décès d'enfants de moins d'un an inférieure à celle de 55 départements. Il convient toutefois ici de faire de sérieuses réserves, car beaucoup d'enfants nés dans ce département sont élevés et meurent dans les départements voisins.

*
* *

Les nombreuses monographies qui ont été publiées sur la question de la mortalité infantile ont amplement démontré que cette dernière dépend en grande partie du mode d'allaitement habituel à la région et qu'elle est influencée d'une façon manifeste par le climat, les conditions d'hygiène, les ressources, les habitudes de vie propres à chaque département. Quel que soit le soin qu'on y apporte, une étude comparative de la mortalité infantile à la ville et à la campagne n'a donc de valeur véritable qu'autant qu'elle porte sur une région nettement délimitée comme un département ou un arrondissement. Grâce aux documents qu'il nous a été possible de recueillir dans certaines préfectures, sous-préfectures ou mairies, concernant les naissances et les décès des enfants de moins d'un an, nous avons pu établir pour toutes les communes de six arrondissements le pourcentage des décès des enfants de moins d'un an par rapport aux naissances.

Nous aurions fortement risqué de déformer les faits démographiques, particulièrement pour ce qui concerne les communes rurales dont les chiffres absolus des naissances et des décès sont peu élevés, en n'envisageant qu'un petit nombre d'années. Aussi, avons-nous toujours considéré plusieurs années consécutives, au moins cinq années, et le plus souvent dix ou douze années, de sorte que nos chiffres ne sont que la moyenne représentative des calculs effectués pour ces diverses années.

Ce procédé, aussi conforme à la réalité des faits que celui qui consisterait à considérer année par année, a le grand avantage de rendre plus sensibles, plus apparents et aussi plus réels, les résultats obtenus. Nous avons fait suivre le nom de chaque commune par l'indication du nombre d'habitants de cette commune. Les documents que, grâce à l'aimable intervention de M. Montet, secrétaire de l'Alliance d'hygiène sociale et à l'extrême obligeance du préfet des Alpes-Maritimes, nous avons pu obtenir, pour ce qui concerne les naissances et les décès de zéro à un an dans l'arrondissemnt de Nice, durant les années 1901, 1902, 1903, 1904, 1905, 1906 et 1907, nous ont permis d'établir le tableau suivant où les communes de l'arrondissement de Nice sont énumérées par ordre de mortalité infantile décroissante :

ARRONDISSEMENT DE NICE

Décès de 0 à 1 an pour 100 naissances.

(Moyenne de sept années, 1901 à 1907.)

	Habitants.	Moyenne.
1. Duranus	189	46,66
2. Berre-des-Alpes	524	40,00
3. Lucéram	1.238	31,86
4. Lantosque	2.008	31,51
5. Utelle	1.553	30,63
6. Escarène	1.128	27,15
7. Moulinet	949	26,98
8. Chateauneuf-de-Contes	1.667	26,66
9. Touët-de-l'Escarène	292	25,80
10. Peillon	535	25,58
11. Castillon	299	25,00
12. Sainte-Agnès	519	25,00
13. Gorbio	613	25,00
14. Coaraze	572	23,95
15. Saorge	1.089	23,47
16. Levens	1.384	23,03
17. Roquebillière	1.732	22,99
18. La Turbie	1 241	22,85
19. Belvedère	1 162	22,76
20. Venanson	274	21,73
21. La Roquette	426	21,50
22. Castagnies	392	21,42

23. Castellar	644	21,42
24. Sospel	3.768	21,36
25. Saint-Martin-Vesubie	1.978	20.72
26. Contes	1.716	20,61
27. Falicon	427	20,54
28. Breil	2.645	20,23
29. *Nice*	*134.232*	*19,49*
30. Saint-Martin-du-Var	656	19,20
31. Cabbé-Roquebrune	3.304	19,17
32. *Villefranche-sur-Mer*	*4.425*	*18,52*
33. Eze	710	18,27
34. La Rollène	636	17,94
35. Aspremont	611	17,85
36. La Trinité	1.419	17,41
37. Tourrette	1.158	17,34
38. *Menton*	*13.029*	*17,14*
39. Saint-Jean-Cap-Ferrat	1.331	16,57
40. Fontan	1.079	16,51
41. *Beausoleil*	*6.344*	*16,25*
42. Saint-André	795	15,57
43. Colomars	567	15,42
44. Beaulieu	1.498	15,05
45. Drap	708	14,02
46. Peille	1.710	12,94
47. Saint-Blaise	207	6,97

On voit que la ville de Nice n'occupe dans ce tableau que le 29e rang avec le chiffre de 19,49, très inférieur à celui de la moyenne des décès de zéro à un an dans l'arrondissement. Parmi les 28 communes dans lesquelles la mortalité infantile est plus élevée que dans la ville de Nice, onze sont des localités entièrement rurales qui comptent moins de six cents habitants ; aucune n'atteint le chiffre de 4.000 habitants. La ville de Menton, qui a plus de 13.000 habitants, et les villes de Beausoleil et de Villefranche-sur-Mer dont la population est de 6.344 et de 4.425, sont au contraire parmi les communes dont la mortalité infantile est sensiblement plus faible que celle de Nice.

*
**

Nous avons pensé qu'il serait particulièrement intéressant de comparer la mortalité infantile du chef-lieu du département du Doubs avec celle des diverses communes de l'arrondissement de Besançon, dont 18 seulement ont une population supérieure à 500 habitants.

Une seule des onze communes, dont la population est supérieure à 600 habitants, a une mortalité infantile plus élevée que celle de la ville de Besançon; c'est la commune de Liesle (628). Parmi les dix autres communes, qui toutes ont présenté pendant les années considérées un chiffre de décès de moins d'un an pas aussi élevé par rapport aux naissances que Besançon, il en est une, Ornans, dont la population approche de 3.000 habitants (2.919), et deux, Arc-et-Senans et Voillafans, dont la population respective est supérieure à 1.000 habitants (1204 et 1190). Les chiffres que renferme le tableau ci-dessous, dont nous sommes redevables à M. le député Marc-Réville, constituent la moyenne de dix années, soit des années 1897 à 1907. Comme précédemment les communes ont été rangées par ordre de mortalité infantile décroissante.

ARRONDISSEMENT DE BESANÇON

Décès de 0 à 1 an pour 100 naissances.

(Moyenne de dix années, 1897 à 1907.)

	Habitants.	Moyenne.
1. Voires	117	44,44
2. Corcelle-Mieslot	86	37,50
3. Berthelange	128	37,03
4. Echeranne	73	36,89
5. Lizine	182	36,66
6. Hôpital-du-Gros-Bois	288	35,18
7. La-Crouzet	133	34,78
8. Amathay-Vesigneux	374	34,72
9. Saône	590	33,62
10. Fontain	435	32,35
11. Velesmes	125	32,14
12. Courcelles	67	32,14
13. Mamirolle	466	32,00
14. Amondans	185	31,42
15. Chassagne	143	28,57
16. Gennes	172	28,12
17. Morre	384	28,08
18. Chemaudin	368	28,08
19. Fertans	288	28,00

20. Montmahoux.	161	27,90
21. Myon	308	27,86
22. Montgesage	485	27,71
23. Scey-en-Varais.	226	27,41
24. Pouilley-les-Vignes.	441	26,92
25. Montferrand.	534	26,15
26. Abbans-Dessous	193	26,08
27. Longeville.	311	26,02
28. Grandfontaine	280	26,00
29. Vaire-le-Grand.	398	25,97
30. Alaise.	94	25,00
31. Sainte-Anne	67	25,00
32. Silley.	93	25,00
33. Cordiron.	66	25,00
34. Ferrières	137	25,00
35. Lavernay	302	25,00
36. Flagey-Rigney	68	25,00
37. Granges-Maillot.	67	25,00
38. Samson	38	25,00
39. Deservillers.	507	24,82
40. Boussières.	574	24,77
41. Auxon-Dessous	231	24,48
42. Etrabonne.	140	24,00
43. Franois.	424	24,00
44. Roset-Fluans.	238	23,94
45. Cendrey.	319	23,80
46. Montfaucon	287	23,40
47. Trépot	358	23,23
48. Labergement	170	23,07
49. Brères.	46	23,07
50. Thoraise.	182	22,81
51. Rurey.	344	22,66
52. Gratteris.	47	22,22
53. Merey-sous-Montrond	206	21,81
54. Sauvagney	109	21,73
55. Charbonnières.	126	21,62
56. Liesle.	628	21,48
57. Chatillon-le-Duc	284	21,42
58. Rignosot.	103	21,42
59. Audeux.	127	21,31
60. Mouthier	590	21,18
61. Chalezeule.	277	21,15
62. *Besançon*	*56.168*	21,00
63. Rougemontot	146	20,83
64. Lombard	190	20,83
65. Flagey	117	20,58
66. Chenecey-Buillon	680	20,43
67. Marchaux.	362	20,31

68. Saraz	61	20,00
69. Franey	103	20,00
70. Moutherot	82	20,00
71. Noironte	205	20,00
72. Chevillotte	64	20,00
73. Cessey	165	20,00
74. Eternoz	368	19,81
75. Guyans Durnes	263	19,56
76. Mesmay	121	19,35
77. Nans-sous-Sainte-Anne	312	19,27
78. Venise	214	19,23
79. Saint-Vit	841	19,21
80. Tarcenay	380	19,17
81. Routelles	175	19,14
82. Amancey	618	19,12
83. Miserey	316	19,11
84. Roche	759	19,07
85. By	144	19,04
86. Saules	209	19,91
87. Villers-sous-Montrond	184	18,91
88. Bonnay	343	18,86
89. Bolandoz	460	18,79
90. Rufley	157	18,75
91. Foucherans	239	18,33
92. Vieilley	357	18,30
93. Coulans	36	18,18
94. Boulaize	75	18,18
95. Burgille	158	18,18
96. Placey	85	18,18
97. Villars-Saint-Georges	174	18,18
93. Chay	189	18,18
99. Pessans	78	18,18
100. Villers-Buzon	107	17,64
101. Avanne	412	17,77
102. Lavans-Vuillafans	278	17,74
103. Thurey	151	17,39
104. Osselle	310	17,28
105. Moncey	230	17,24
106. Pirey	341	17,24
107. Ronchaux	126	17,14
108. Chouzelot	243	16,98
109. Rigney	372	16,90
110. Beure	798	16,86
111. Cléron	344	16.66
112. Corcelle-Ferrières	96	16,66
113. Bonnevaux	100	16,66
114. Echay	128	16,66
115. Quingey	865	16,47

116. Lods	876	15,88
117. Pelousey	362	15,77
118. Thise	435	15,55
119. Busy	294	15,55
120. Refranche	110	15,38
121. Fourg	306	15,38
122. Maizières	144	15,38
123. Chantrans	429	15,32
124. Byans	475	15,09
125. Pugey	225	14,86
126. Abbans-Dessus	165	14,81
127. Vuillafans	1.190	14,52
128. Jallerange	242	14,28
129. Battenans	75	14,28
130. Braillans	35	14,28
131. Valentin	50	14,28
132. *Arc-et-Senans*	*1.204*	14,17
133. Courchapon	171	14,00
134. Durnes	203	14,00
135. Geneuille	542	13,98
136. Mercey-le-Grand	223	13,95
137. Malbrans	180	13,79
138. Amagney	437	13,68
139. Larnod	129	13,63
140. Chazoy	43	13,33
141. Chalezé	186	13,33
142. Valleroy	61	13,33
143. Reugney	203	13,25
144. Auxon-Dessus	176	13,15
145. Rancenay	125	13,04
146. Vaire-le-Petit	114	13,04
147. Recologne	407	12,90
148. Rennes	184	12,90
149. Serre	259	12,82
150. Malans	245	12,50
151. Mazerolles	134	12,50
152. Emagny	223	12,28
153. Torpes	462	12,12
154. Corcondray	133	12,00
155. Cussey-sur-l'Ognon	229	12,00
156. Cussey-sur-Lison	87	11,76
157. Rouhe	108	11,63
158. Buffard	308	11,36
159. Cademène	52	11,11
160. Goux	91	11,11
161. Novillars	289	10,52
162. Dannemarie	122	10,52
163. Epeugney	239	10,44

164. Chaucenne	139	10,34
165. Lanténne-Vertière	355	10,00
166. Moncley	234	10,00
167. Chateaurieux	46	10,00
168. La Veze	276	9,75
169. *Ornans*	*2.910*	9,59
170. Avenay	140	9,52
171. Tour-de-Scay	272	9,52
172. Pouilley-François	210	9,30
173. Palantine	59	9,09
174. Bartherans	92	8,82
175. Cherigney-sur-l'Ognon	121	8,33
176. Chaudefontaine	207	8,00
177. Arguel	84	7,69
178. Chevroz	79	7,69
179. Pointvillers	139	7,69
180 Ollans	95	7,68
181. Cottier	77	7,14
182. Bretenière	111	6,45
183. Derecey	154	6,45
184. Lavans-Quingey	141	6,25
185. Gevresin	152	5,88
186. École	111	5,88
187. Charnay	107	5,55
188. Champagney	95	5,00
189. Montrond	326	4,61
190. Boismarie	37	Pas de décès de moins d'un an indiqués par registres.
191. Champrans	44	
192. Vaux-les-Prés	122	
193. Arcier	25	
194. Vorges	145	
195. Blarians	33	
196. Champoux	49	
197. Germondans	70	
198. Merey-Vieilley	105	
199. Palise	51	
200. Tallenay	45	
201. Chatillon-sur-Lison	44	
202. Montfort	115	
203 Paroy	105	

* * *

Nous avons obtenu de M. Lallemand, le distingué préfet du Gard, les mêmes documents pour sept années. A l'examen du tableau suivant on voit que les chiffres qui concernent l'arrondissement de Nîmes donnent lieu aux mêmes constatations que ceux qui se rapportent aux arrondissements de Nice et de Besançon. Parmi les communes de l'arrondissement dont la mortalité infantile est particulièrement faible, on remarque la ville de Beaucaire qui, avec ses 8.764 habitants, occupe le 43e rang de notre liste dressée par ordre de mortalité infantile décroissante; la commune de Saint-Gilles qui occupe le 42e rang, celle de Vauvert qui occupe le 44e rang, et celle de Sommières qui est au 68e rang comptent respectivement, la première 6.300, la seconde 4. 497 et la troisième 3.796 habitants.

Les communes d'Aimargues, de Générac, de Bouillargues, de Bellegarde, de Montfrin, de Grand-Gallargues et de Calvisson, qui sont des communes particulièrement importantes, ont une mortalité infantile plus élevée que celle de la ville de Nîmes. Les communes placées dans notre tableau avant la ville de Nîmes ont, pour la plupart, un petit nombre d'habitants. Seule la commune d'Uchaud a une population supérieure à 1.000. En dehors de Bezouce (614) et de Lédenon (536), toutes les communes dont la mortalité infantile est plus élevée que celle de Nîmes ont moins de 500 habitants.

ARRONDISSEMENT DE NIMES

Décès de 0 à 1 an pour 100 naissances.

(Moyenne de sept années, 1900 à 1907.)

	Habitants.	Moyenne.
1. Langlade	406	35,89
2. Boissières	162	33,33
3. Bezouce	314	31,81
4 Estezargues	203	29,03
5. Lédenon	536	27,58
6. Domazan	428	26,86
7 Saint-Gervasy	367	26,78
8. Saint-Côme-et-Maruéjols	366	25,92
9 Nages-et-Solorgues	425	25,86
10. Cabrières	312	25,00
11. Poulx	226	25,00
12. Uchaud	1.023	24,81
13. Aujargues	368	24,00
14. Aspères	277	23,68

15. Nimes	80.184	22,28
16. Meyner	866	22,09
17. Beauvoisin	1.759	22,02
18. Milhaud	1.366	21,14
19. Bellegarde	2.688	21,13
20. Grand-Gallargues	1.750	20,98
21. Crespian	190	20,83
22. Aigues-Mortes	2.899	20,55
23. Montfrin	2.135	20,53
24. Aubord	188	20,00
25. Aramon	2.584	19,86
26. Fourques	1.265	19,85
27. Manduel	1 620	19.62
28. Bouillargues-et-Cuisargues	1.806	19,55
29. Gajan	305	19,44
30. Fontanès	524	19,22
31. Redessan	1.185	19,07
32. Vallabrègues	1.842	19,03
33. Calvisson	2.004	18,90
34. Marguerittes	1.580	18,42
35. Vestric-et-Candiac	257	18,18
36. Saint-Clément	138	18,18
37. Fons	503	18,05
38. Jonquières-et-Saint-Vincent	1.515	18,02
39 Sourignargues	488	18,00
40. Saint-Laurent-d'Aigouze	2.259	17,99
41. Bernis	816	17.34
42. Saint-Gilles	6.300	17,30
43. Beaucaire	8.764	17,28
44. Vauvert	4.497	17,15
45. Villevieille	330	17,07
46. Aigues-Vives	1.832	16,90
47. Générac	2.112	16,75
48. Lecques	203	16,66
49. Aubais	1.430	16,66
50. Garons	1.005	16,66
51. Congeniès	672	16,45
52. Saint-Bonnet	356	16,36
53. Montpezat	520	16,21
54 Junas	531	16,17
55. Grau-du-Roi	1.291	16,15
56. Sernhac	932	15,62
57. Clarensac	702	15,55
58. Aimargues	2.762	15,51
59. Combas	442	15,09
60. Théziers	604	14,89
61. Caveirac	781	14,60
62. Le Cailar	1.529	14,15

63. Comps	675	14,03
64. Moulezan-et-Montagnac	525	13,33
65. Saint-Bauzely	203	12,90
66. Codognan	838	12,68
67. Vergèze	1.860	12,55
68. Sommières	3 796	11,93
69. Salinelles	329	11,53
70. Saint-Dionisy	222	10,00
71 Saint-Mamert-du-Gard	522	8,75
72. Montmirat	175	8,69
73. Mus	457	8,33
74. Parignargues	243	7,31

*
* *

Bien que la ville de Saint-Malo n'ait qu'une population de 10.647 habitants, il nous a paru néanmoins intéressant de comparer la mortalité infantile de cette ville, étroitement resserrée dans ses remparts et à peine percée de quelques ruelles escarpées et tortueuses, avec celle des diverses communes de l'arrondissement. M. Bertrand, le dévoué sous-préfet de Saint-Malo, a bien voulu nous fournir pour douze années, de 1896 à 1907, les chiffres qui nous ont permis de ranger les diverses communes de l'arrondissement par ordre de mortalité infantile décroissante :

ARRONDISSEMENT DE SAINT-MALO

Décès de 0 à 1 an pour 100 naissances.

(Moyenne de douze années, 1896 à 1907.)

	Habitants.	Moyenne.
1. Saint-Georges-de-Grehaigne	690	26,92
2. Sains	786	25,80
3. Saint-Thual	817	25,46
4. Lourmais	323	25,21
5. Cherrueix	1 697	25,00
6. Saint-Marcan	797	24,53
7. Trimer	260	24,35
8. Saint-Père	1.514	24,08
9. La Fresnais	2.099	23,35
10. La Chapelle-aux-Filzméens	522	23,23
11. Tréverien	959	22,53
12. Saint-Jouan-des-Guerets	1.225	22,51

13. La Gouesnière	820	21,87
14. Lillemer	365	21,42
15. Lanhelin	640	21,36
16. Longaulnay	658	21,35
17. Pleine-Fougères	2.687	21,30
18. Saint-Servan	12.242	21,22
19. Bonnemain	1 812	21,08
20. Pleurtuit	3.808	20,66
21. Saint-Coulomb	2.143	20,60
22. Le Vivier	844	20,38
23. Meillac	2.288	20,37
24. Epiniac	1.916	20,10
25. Saint-Pierre-de-Plesguen	2 619	19,79
26. Hirel	1.641	19,73
27. Paramé	5.562	19,71
28. Tinteniac	1.962	19,38
29. La Richardais	879	19,36
30 Dinard-Saint-Enogat	6.114	19,34
31. Saint-Malo	10.647	19,08
32. Cancale	7.061	19,01
33. Roz-Landrieux	1.517	18,96
34. Mont-Dol	1.654	18,91
35. Vieuxviel	688	18,77
36. Roz-sur-Couesnon	1.603	18,73
37. La Ville-es-Nonais	838	18,56
38. Combourg	5.208	18,54
39. Sougéal	1.198	18,27
40. La Boussac	1.932	17,81
41. Saint-Domineuc	1.565	17,73
42. Plesder	840	17,71
43. Trans	1.269	17,53
44. La Baussaine	908	17,08
45. Saint-Meloir des-Ondes	3 190	16,78
46. Saint-Lunaire	1.462	16,55
47. Baguer-Pican	1.459	16,55
48. Cuguen	1.535	16,41
49. Broualar	676	16,41
50. Pleugueneuc	1.882	16,32
51. Baguer-Morvan	1.969	15,78
52. Dol	4.588	15,49
53. Saint-Broladre	1.708	15,19
54. Saint-Guinoux	887	14,78
55. Chateauneuf	622	14,64
56. Minihic-sur-Rance	1.006	14,62
57. Saint-Briac	1.981	14,38
58. Saint-Suliac	829	14,35
59. Saint-Léger	410	13,33
60. Tressé	447	12,27

61. Miniac-Morvan	2.892	12.25
62. Tremeheuc.	432	11,90
63. Plerguer.	2.911	7,39
64. Saint-Benoît	839	5,68

* * *

M. Paul-Truc, dont l'inlassable dévouement à la cause de l'hygiène sociale est si profitable à ses administrés de la Creuse, a bien voulu nous fournir les chiffres concernant les décès des enfants âgés de moins d'un an et les naissances pour onze années, de 1896 à 1906. Nous avons pu établir ainsi le tableau suivant où les moyennes pour chaque commune sont, comme précédemment, inscrites par ordre de mortalité infantile décroissante :

ARRONDISSEMENT DE GUÉRET

Décès de 0 à 1 an pour 100 naissances.

(Moyenne de onze années, 1896 à 1906.)

	Habitants.	Moyenne.
1. La Souterraine	4.705	16,31
2. Mazeirat	272	15,99
3. Gartempe	380	14,89
4. La Forêt-du-Temple	498	14,73
5. Colondannes	650	14,59
6. Cheniers	1.624	14,57
7. Chambon-Sainte-Croix	278	14,54
8. Lourdaneix-Saint-Pierre	2.217	14,31
9. Saint-Hilaire-la-Plaine	467	14,28
10. Bazelat	810	14,14
11. Nouzerolles	452	13,88
12. Saint-Victor	910	12,94
13. Bonnat	2.520	12,65
14. Lafat	1.087	12,35
15. Pionnat	2.013	11,91
16. Maison-Feyne	624	11,85
17. La Celle-Dunoise	1.607	11,71
18. Naillat	2.018	11,59
19. Savennes	358	11,29
20. Dun-le-Palleteau	1.601	11,14
21. Vigeville	384	11,11
22. Anzème	1.517	11,11
23. Vareilles	846	11,00

24. La Chapelle-Baloue	437	10,90
25 Le Bourg-d'Hem	809	10,86
26. Saint-Sébastien	1.666	10,77
27. Saint-Léger-le-Gueretois	551	10,65
28. Guéret	8.058	10,64
29. Saint-Maurice	605	10,58
30. Linard	585	10,48
31. Saint-Fiel	633	10,46
32. Saint-Laurent	639	10,45
33. Lizières	655	10,44
34. Saint-Sulpice-le-Dunois	1.622	10,43
35. Ahun	2.223	10,17
36. Mortroux	604	10,15
37. Saint-Sulpice-le-Gueretois	1.878	10,10
38. Bussière-Dunoise	2.781	9,83
39. Saint-Germain-Beaupré	865	9,79
40. Sainte-Feyre	1.767	9,75
41. Azerables	2.247	9,75
42 Grand-Bourg	3 183	9,68
43. Fleurat	693	9,58
44. Fresselines	1.786	9,52
45. Saint-Priest-la-Feuille	1 397	9,40
46. Montaigut-le-Blanc	778	9,35
47. La Brionne	365	9,21
48. Crozant	1.803	9,20
49. Saint-Christophe	242	9,09
50. Saint-Priest-la-Plaine	883	8,98
51. Jouillat	1.184	8,96
52. Saint-Etienne-de-Fursac	2.067	8,90
53. Saint-Pierre-de-Fursac	1 624	8,80
54. Champsanglard	771	8,66
55. Sagnat	574	8,57
56. Cressat	1.560	8,55
57. Measnes	1.591	8,08
58. Lepinas	138	8,02
59. Moutier d'Ahun	597	8,00
60. Ajain	1.790	7,69
61. Chamborand	768	7,63
62. Glenic	1.181	7,52
63. La Chapelle-Taillefert	710	7,50
64. Saint-Vaury	2 444	7,48
65. Moutier-Malcard	1.636	7,28
66. Villard	804	7,18
67. Saint-Agnant-de-Versillat	2.041	7,17
68. Saint-Silvain-Montaigut	611	7,07
69. Ladapeyre	1.294	6,87
70. Noth	894	6,77
71. La Saunière	460	6,59

72. Peyrabout	314	6,25
73. Saint-Yrieix-les-Bois	874	5,73
74. Saint-Léger-Bridereix	400	5,12
75. Maisonnisses	610	3,77
76. Molvol	133	

*
* *

La ville de Limoges, la métropole de la France centrale, malgré les travaux d'assainissement considérables qui l'ont déjà en partie transformée et qui se poursuivent avec un louable effort, contient encore un grand nombre de quartiers aux ruelles étroites et tortueuses où s'entasse la population ouvrière dans de vieilles et pittoresques maisons, le plus souvent construites en bois et en torchis, dont la hauteur démesurée est sans proportion avec la largeur des rues. Ville essentiellement industrielle, qui atteindra bientôt 100.000 habitants, Limoges offre cette particularité d'être le chef-lieu d'un département essentiellement agricole. Le choix de l'arrondissement de Limoges s'imposait donc pour y faire une étude comparative de la mortalité à la ville et à la campagne. Le secrétaire général de la préfecture, M. Desmars, à l'extrême obligeance duquel nous avons eu si souvent recours, a bien voulu nous faire parvenir des documents particulièrement précis qui nous ont permis de dresser le tableau suivant où les communes de l'arrondissement figurent, comme précédemment, d'après la proportion des décès des enfants de moins d'un an vis-à-vis du chiffre des naissances.

ARRONDISSEMENT DE LIMOGES

Décès de 0 à 1 an pour 100 naissances.

(Moyenne de cinq années, 1903 à 1907.)

	Habitants.	Moyenne.
1. Surdoux	219	22,22
2. Saint-Martin-le-Vieux	820	18,60
3. Séreilhac	2.200	18,04
4 Saint-Sylvestre	1 714	17,84
5. Roziers-Saint-Georges	604	17,64
6. Cheissoux	608	17,54
7. Bersac	1.716	17,36

8.	Sussac	1 571	16,42
9	Saint-Hilaire-Bonneval	884	16,16
10.	Saint-Amand-le-Petit	483	16,12
11.	Saint-Yrieix-sous-Aixe	541	16,00
12.	Condat	1.212	15,96
13.	Solignac	1 270	15,62
14	Jabreilles	954	15,46
15.	Beaumont	631	15,38
16.	Bujaleuf	1.764	15,17
17.	Rempnat	842	15,17
18.	Saint-Sulpice-Laurière	1.606	15,07
19.	Laurière	1 378	14,76
20.	Moissannes	736	14,63
21.	Saint-Léonard	5.985	14,35
22.	Peyrilhac	1.928	14,28
23.	Saint-Julien-le Petit	1.648	14,01
24.	Saint-Méard	1.091	13,95
25	Limoges	88.597	13,55
26.	Royères	666	13,51
27.	Saint-Gence	1.076	13,44
28.	Sauviat	1 623	13,39
29.	Pierrebuffière	971	13,33
30	Peyrat-le-Château	2. 542	13,33
31.	Augne	673	13,15
32.	Eyjeaux	951	13,08
33.	Champnétry	918	12,97
34.	La Croisille	2 333	12,92
35.	Ambazac	3.545	12,87
36.	Saint-Gilles-les-Forêts	289	12,82
37.	Sainte-Anne-Saint-Priest	603	12,79
38.	Nedde	1.937	12,59
39.	Domps	726	12,50
40.	Panazol	1.721	12,34
41.	La Jonchère	1.343	12,26
42.	Feytiat	1.308	11,88
43.	Saint-Maurice-les-Brousses	515	11,66
44.	Saint-Jouvent	1.328	11,64
45.	Les Billanges	1.089	11,62
46.	Aixe	3.451	11,35
47.	Beynac	537	11,29
48.	Verneuil-sur-Vienne	2.118	11,21
49	Châteauneuf	1.856	11,16
50.	Isle	2 193	11,15
51.	Saint-Léger-la-Montagne	1.093	10,94
52	Bonnac	1.074	10,85
53.	Jourgnac	777	10,75
54.	Aureil	552	10,71
55.	Saint-Laurent-les-Eglises	1.536	10,58

56. Saint-Denis-des-Murs	1.202	10,55
57. Saint-Bonnet-Briance.	1 429	10,52
58. Chaptelat.	727	10,41
59. Saint-Priest-sous-Aixe.	1.236	10,34
60. Beaune	751	10,34
61. Eybouleuf	414	10,16
62. Linards	2.109	10,00
63. Eymoutiers	4.089	9,81
64. Saint-Priest-Taurion	1 565	9,74
65. Neuvic.	2 051	9,46
66. Châtenay-en-Dognon	743	9,27
67. Nieul	1.018	9,02
68. Saint-Just	1.340	8,64
69. Saint-Martin-Terressus	934	8,59
70. Burgnac	501	8,33
71. Le Vigen.	1.685	8,06
72. Masléon	653	7,92
73. Saint-Jean-Ligoure	1 080	7,57
74. Rilhac-Rançon	981	7,43
75. Couzeix	1.996	7,11
76. Veyrac.	1.614	7,02
77. Saint-Genest.	650	7,01
78. Bosmie	709	6,49
79. Le Palais	770	6,18
80. Boisseuil.	764	5,47
81. Saint-Paul.	1.925	5,12
82. La Geneytouse	1 051	3,60

*
* *

Dans les statistiques précédentes, conformément à l'usage habituel, nous n'avons pas retranché du chiffre des naissances par département ou par commune les enfants adressés en nourrice dans un autre département ou dans une autre commune. On pourrait donc nous objecter que le pourcentage des décès de moins d'un an par rapport aux naissances que nous avons établi, est trop peu élevé pour ce qui concerne les centres urbains et industriels d'où est particulièrement importante l'émigration des nourrissons. Ces derniers en effet, comptés au nombre des naissances, ne figurent plus, en cas de mort, dans les chiffres des décès.

L'objection n'a pas une grande valeur, pensons-nous, pour ce qui concerne les statistiques dans lesquelles nous avons comparé entre eux les départements, car d'ordinaire les enfants du chef-lieu mis en nourrice sont envoyés dans le département auquel appartient ce chef-lieu, et il est très rare que les enfants d'un département soient adressés en nourrice dans un autre département. C'est ainsi que pour ce qui concerne l'arrondissement de Limoges, dans lequel nous avons pu obtenir le lieu de placement de tous les enfants envoyés en nourrice de 1896 à 1907, six nourrissons seulement, sur plus de quatre mille enfants placés en nourrice en dehors de la commune où ils sont nés, ont été envoyés dans un département autre que celui de la Haute-Vienne.

Bien qu'il soit avéré que les enfants adressés en nourrice ne le sont pas toujours aussitôt après leur naissance, et que bien souvent les mères reprennent à la nourrice leurs enfants avant la fin de sa première année, l'objection que nous venons de mentionner a, au contraire, une certaine raison d'être pour ce qui concerne la comparaison que nous avons établie entre la mortalité infantile des diverses communes d'un arrondissement et celle du chef-lieu de ce même arrondissement. Il est certain, en effet, que ce dernier adresse toujours beaucoup plus d'enfants en nourrice dans l'arrondissement qu'il n'en reçoit des diverses autres communes.

Grâce aux documents qui nous ont été fournis pour ce qui concerne l'arrondissement de Besançon, nous avons déduit du chiffre des naissances, qui nous avait servi pour l'établissement de notre précédent tableau, les enfants envoyés en nourrice dans une autre commune que celle où ils sont nés. Vis-à-vis des naissances ainsi réduites nous avons établi le pourcentage des décès de moins d'un an pour toutes les communes de l'arrondissement, que nous avons disposées comme précédemment par ordre de mortalité infantile décroissante.

ARRONDISSEMENT DE BESANÇON

Décès de 0 à 1 an pour 100 naissances.

Déduction faite des enfants envoyés en nourrice du chiffre des naissances.

(Moyenne de dix années, 1897 à 1907.)

	Habitants.	Moyenne.
1. Voires	117	44,44
2. Corcelle-Mieslot	86	37,50
3. Berthelange	128	37.03
4. Echevanne	73	36,89
5. Lizine	182	36,66
6. Amathay-Vésigneux	374	35,21
7. Hôpital du Gros-Bois	288	35,18
8. Crouzet	133	34,78
9. Saône	590	33,62
10. Fontain	435	32,35
11. Mamirolle	466	32,32
12. Velesmes	125	32,14
13. Courcelles	67	32,14
14. Amondans	185	31,42
15. Chassagne	143	28.57
16. Gennes	172	28,12
17. Morre	384	28,08
18. Chemaudin	368	28,08
19. Montgesoye	485	28,04
20. Fertans	288	28,00
21. Montmahoux	161	27,90
22. Myon	308	27,86
23. Say-en-Varois	226	27,41
24. Pouilley-les-Vignes	441	26,92
25. Grandfontaine	280	26,53
26. Montferrand	534	26,15
27. Albans-Dessous	193	26,08
28. Longeville	311	26,02
29. Vaire-le-Grand	398	25,97
30. Alaise	94	25,00
31. Sainte-Anne	67	25,00
32. Silley	93	25,00
33. Cordiron	66	25,00
34. Ferrières	137	25,00
35. Lavernay	302	25,00
36. Flagey-Rigney	68	25,00
37. Granges-Maillot	67	25,00
38. Samson	38	25,00
39. Deservillers	507	24,82

40. Boussières	574	24,77
41. Auxon-Dessous	231	24,48
42. Etrabonne	140	24,00
43. Franois	424	24,00
44. Roset-Fluans	238	23,94
45. Cendrey	319	23,80
46. Montfaucon	287	23,40
47. Trépot	358	23,23
48. Labergement	170	23,07
49. Brères	46	23,07
50. Thoraise	182	22,81
51. Rurey	344	22,66
52. Gratteris	47	22,22
53. Besançon	56.168	21,88
54. Mèrey-sous-Montrond	206	21,81
55. Sauvagney	109	21,73
56. Charbonnières	126	21,62
57. Liesle	628	21,48
58. Châtillon-le-Duc	284	21,42
59. Rignosot	103	21,42
60. Andeux	127	21,31
61. Mouthier	590	21,18
62. Chalezeule	277	21,15
63. Rougemontot	146	20,83
64. Lombard	190	20,83
65. Flagey	117	20,58
66. Chenecey-Buillon	680	20,43
67. Marchoux	362	20,31
68. Saraz	61	20,00
69. Franey	103	20,00
70. Moutherot	82	20,00
71. Noironte	205	20,00
72. Chevillote	64	20,00
73. Cessey	165	20,00
74. Eternoz	368	19,81
75. Guyans-Durnes	263	19,56
76. Tarcenay	380	19,44
77. Villers-sous-Montrond	184	19,44
78. Mesmay	121	19,35
79. Nans-sous-Sainte-Anne	312	19,27
80. Venise	214	19,23
81. Saint-Vit	841	19,21
82. Routelle	175	19,14
83. Amancey	618	19,12
84. Miserey	316	19,11
85. Roche	759	19,07
86. By	144	19,04
87. Saules	209	18,91

88. Bonnay	343	18,86
89. Bolandoz	460	18,79
90. Ruffey	157	18,75
91. Villersbuzon	107	18,75
92. Foucherans	239	18,33
93. Vieilley	357	18,30
94. Coulans	36	18,18
95. Doulaize	75	18,18
96. Burgille	158	18,18
97. Placey	85	18,18
98. Villars-Saint-Georges	174	18,18
99. Chay	189	18,18
100. Pessans	78	18,18
101. Avanne	412	17,77
102. Lavans-Vuillafans	278	17,74
103. Thurey	151	17,39
104. Osselle	310	17,28
105. Moncey	230	17,24
106. Pirey	341	17,24
107. Ronchaux	126	17,14
108. Chouzelot	243	16,98
109. Beure	798	16,96
110. Rigney	372	16,90
111. Cléron	344	16,66
112. Corcelle-Ferrières	96	16,66
113. Bonnevaux	100	16,66
114. Echay	128	16,66
115. Quingey	865	16,66
116. Lods	876	15,96
117. Busy	294	15,73
118. Pelousey	362	15,71
119. Thise	435	15,55
120. Battemans	75	15,38
121. Fourg	306	15,38
122. Maizières	144	15.38
123. Fourg	306	15,38
124. Chantrans	429	15,32
125. Byans	475	15,09
126. Pugey	225	14,86
127. Albans-Dessus	165	14,81
128. Vuillafans	1.190	14,58
129. Jallerange	242	14,28
130. Braillans	35	14,28
131. Valentin	50	14,28
132. Arc-et-Senans	1.204	14,22
133. Courchapon	171	14,00
134. Durnes	302	14,00
135. Geneuille	542	13,98

136.	Mercey-le-Grand	223	13,95
137.	Malbrans	180	13,79
138.	Amagney	437	13,68
139.	Larnod	129	13,63
140.	Chazoy	43	13,33
141.	Chalèze	186	13,33
142.	Valleroy	61	13,33
143.	Reugney	293	13,25
144.	Auxon-Dessus	176	13,15
145.	Rancenay	125	13,04
146.	Vaire-le-Petit	114	13,04
147.	Recologne	407	12,90
148.	Rennes	184	12,90
149.	Serre	259	12,82
150.	Malans	245	12,50
151.	Emagny	223	12,50
152.	Mazerolles	134	12,50
153.	Torpes	462	12,12
154.	Corcondray	133	12,00
155.	Cussey-sur-l'Oignon	229	12,00
156.	Cussey-sur-Lison	87	11,76
157.	Rouhe	108	11,63
158	Buffard	308	11,36
159.	Cademène	52	11,11
160.	Goux	91	11,11
161.	Novillars	289	10,75
162.	Dannemarie	122	10,52
163.	Epeugnay	239	10,44
164.	Chancenne	139	10,34
165.	Lantenne-Vertière	355	10,00
166.	Moncley	234	10,00
167.	Châteauvieux	46	10,00
168.	La Vèze	276	9,87
169.	Ornans	2.910	9,63
170.	Avenay	140	9,52
171.	Tour-de-Scay	272	9,52
172.	Pouilley-François	210	9,30
173.	Palantine	59	9,09
174.	Bartherans	92	8,82
175.	Chevigney-sur-l'Ognon	121	8,33
176.	Chaudefontaine	207	8,00
177.	Arguel	84	7,69
178.	Chevroz	79	7,69
179.	Pointvilliers	139	7,69
180.	Ollans	95	7,68
181.	Cottier	77	7,14
182.	Bretenière	111	6,45
183.	Devecey	154	6,45

184. Levans-Quingey	141	6,25
185. Gevresin	152	5,88
186. Ecole	111	5,88
187. Charnay	107	5,55
188. Champagney	95	5,00
189. Montrond	326	4,61
190. Boismarie	37	»
191. Champvans	44	»
192. Vaux-les-Prés	122	»
193. Arcier	25	»
194. Vorges	145	»
195. Blarians	33	»
196 Champoux	49	»
197. Germondans	70	»
198. Merey-Vieilley	105	»
199. Palise	51	»
200. Tallenay	45	»
201. Châtillon-sur-Lison	44	»
202. Montfort	115	»
203. Paroy	105	»

*
* *

Dans ce tableau, où les enfants envoyés en nourrice sont déduits du chiffre des naissances, la ville de Besançon n'occupe plus que le 54e rang au lieu du 63e qu'elle occupait dans le premier tableau. La proportion des décès de moins d'un an vis-à-vis des naissances est toutefois encore moins élevée à Besançon qu'elle ne l'est dans 53 communes de l'arrondissement. L'écart est considérable entre le chef-lieu de l'arrondissement et certaines de ces 53 communes, puisque la moyenne des décès de zéro à un an pour 100 naissances, durant les dix années considérées, est de 21,88 pour Besançon tandis qu'elle s'élève à 44,44 dans la commune de Voires qui n'a que 117 habitants, et à 31 p. 100 dans 14 localités dont une seule, la commune de Saône, a plus de 500 habitants (590). Parmi les communes dans lesquelles la mortalité infantile est moins élevée qu'à Besançon, il en existe vingt, au contraire, où, durant les dix années considérées, le pourcentage des décès de moins d'un an par rapport aux naissances est au moins de 20,00.

Si on peut considérer comme rationnel, dans une étude

comme celle qui nous occupe, de retrancher des naissances de chaque commune celles des enfants envoyés en nourrice dans une autre commune, il n'est pas moins logique, pensons-nous, de retrancher des décès de chaque commune ceux des enfants de moins d'un an qui ne figurent pas sur le registre des naissances de la commune où ils sont morts. Nous avons donc établi, pour ce qui concerne toutes les communes de l'arrondissement de Limoges et de celui de Nîmes, le pourcentage des décès des enfants de moins d'un an déduits des décès des enfants nés dans une autre commune que celle où ils sont morts vis-à-vis des naissances du chiffre desquelles nous avons soustrait, comme précédemment, les enfants envoyés en nourrice.

ARRONDISSEMENT DE LIMOGES

Décès de 0 à 1 an pour 100 naissances.

Déduction faite des enfants envoyés en nourrice du chiffre des naissances et de celui des décès.

(Moyenne de cinq années, 1903 à 1907.)

1.	Surdoux	219	22,22
2.	Sereilhac	2.200	17,55
3.	Roziers-Saint-Georges	604	16,92
4.	Saint-Amand-le-Petit	483	16,39
5.	Cheissoux	608	16,36
6.	Saint-Yrieix-sous-Aixe	541	16,32
7.	Solignac	1.270	16,12
8.	Saint-Sylvestre	1.714	16,11
9.	Bujaleuf	1.764	15,70
10.	Beaumont	631	15,62
11.	Sussac	1.571	15,57
12.	Bersac	1.716	15,56
13.	Saint-Martin-le-Vieux	820	15,47
14.	Saint-Hilaire-Bonneval	884	15,46
15.	Laurière	1.378	15,38
16.	Moissannes	736	15,00
17.	Limoges	88.597	14,96
18.	Saint-Léonard	5.985	14,37
19.	Saint-Méard	1.091	14,28
20.	Sainte-Anne-Saint-Priest	603	13,92
21.	Saint-Sulpice-Laurière	1.606	13,63
22.	Eyjeaux	951	13,59
23.	Sainte-Jence	1.076	13,55

24. Condat	1.212	13,55
25. Jabreilles	954	13,54
26. Sauviat	1.623	13,52
27. Rempnat	842	13,51
28. Peyrilhac	1.928	13,16
29. Saint-Gilles-les-Forêts	289	13,15
30. Augne	673	12,67
31. Domps	726	12,67
32. Saint-Julien-le-Petit	1.648	12,66
33. Panazol	1.721	12,65
34. La Croisille	2.333	12,63
35. Champnétry	918	12,40
36. Royères	666	12,32
37. Peyrat-le-Château	2.542	12,21
38. Saint-Maurice-les-Brousses	515	12,06
39. Nedde	1.937	11,92
40. Ambazac	3 545	11,91
41. Feytiat	1.308	11,42
42. Pierrebuffières	971	11,36
43. Chateauneuf	1.856	11,26
44. Aureil	552	11,11
45. Saint-Jouvent	1.328	11,03
46. Les Billanges	1.089	10,93
47. Saint-Denis-des-Murs	1.202	10,85
48. Saint-Laurent-les-Eglises	1.536	10,77
49. Saint-Bonnet-Briance	1.429	10,76
50. Jourgnac	777	10,75
51. Chaptelat	727	10,63
52. Saint-Priest-sous-Aixe	1.236	10,63
53. Verneuil-sur-Vienne	2.118	10,40
54. Eybouleuf	414	10,34
55. Beaune	751	10,34
56. Saint-Priest-Taurion	1.565	9,99
57. Beynac	537	9,83
58. Linards	2.109	9,54
59. Neuvic	2.051	9,52
60. La Jonchère	1.343	9,43
61. Bonnac	1.074	9,37
62. Isle	2.193	9,33
63. Nieul	1 018	9,16
64. Saint-Just	1.340	8,80
65 Eymoutiers	4.089	8,71
66. Burgnac	501	8,47
67. Châtenet-en-Dognon	743	8,33
68. Aixe	3.451	8,26
69. Masléon	653	8,16
70. Saint-Martin-Terressus	934	7,87
71. Saint-Jean-Ligoure	1,080	7,57

72. Le Vigen	1.685	7,56
73. Rilhac-Rançon	981	7,50
74. Saint-Léger-la-Montagne.	1.093	7,29
75. Saint-Genest	650	7,27
76. Veyrac.	1.614	6,66
77. Couzeix	1.996	6,33
78. Le Palais.	770	6,25
79. Boisseuil.	764	5,71
80. Saint-Paul	1.925	5,23
81. Bosmie.	709	5,19
82. La Geneytouse	1.051	3,80

ARRONDISSEMENT DE NIMES

Décès de 0 à 1 an pour 100 naissances.

Déduction faite des enfants envoyés en nourrice du chiffre des naissances et de celui des décès.

(Moyenne de sept années, 1900 à 1906.)

	Habitants.	Moyenne.
1. Langlade.	406	35,29
2. Boissières	162	33,33
3. Estezargues.	203	29,03
4. Lédenon	536	28,75
5. Aujargues	368	27,90
6. Domazan	428	27,69
7. Saint-Gervasy.	367	26,41
8. Saint-Laurent-d'Aigouze.	2.259	25,76
9. Saint-Côme-et-Maruejols	366	25,49
10. Nager-et-Solorgues	425	25,49
11. Cabrières.	312	25,00
12. Crespian	190	25,00
13. Uchaud.	1.023	24,81
14. Pouls	226	23,80
15. Aspères	277	23,68
16. Bezouce	614	22,75
17. Nîmes.	80.184	22,23
18. Aubord	188	22,22
19. Meynes	866	22,09
20. Beauvoisin.	1.759	21,77
21. Bellegarde	2.688	20,84
22. Montfrin.	2.135	20,60
23. Milhaud	1.366	20,58
24. Aigues-Mortes	3.899	20,43
25. Grand-Gallargues	1.750	20,34
26. Aramon	2.5[illegible]	19,57

27. Bouillarges et Caissargues.	1.806	19,52
28. Gajan	305	19,44
29. Calvisson.	2.004	19,16
30. Fontanès.	524	19.11
31. Fons.	503	19,11
32. Vallabrègues	1.842	19,01
33. Villervieille.	330	18,91
34. Redessan.	1.185	18,89
35. Fourques.	1.265	18,75
36. Vestric-et-Condiac	257	18,75
37. Manduel	1.620	18,49
38. Saint-Clément	138	18,18
39. Jonquières-et-Saint-Vincent. . . .	1.515	18,14
40. Sauvignargues.	488	18,00
41. Marguerittes	1.580	17,77
42. Junas	531	17,18
43. Beaucaire.	8.764	17,14
44. Montpezat	520	17,14
45. Vauvert	4.497	17,12
46. Saint-Gilles	6.300	16,87
47. Lecques	203	16,66
48. Aubais.	1.430	16,57
49. Aigues-Vives	1.832	16,54
50. Garons.	1.005	16,52
51. Géneyrac.	2.112	16,38
52. Aimargues	2.762	15,62
53. Grau-du-Roi	1.291	15,50
54. Congeniès	672	15,38
55. Combas	442	15,38
56. Clarensac.	702	15,11
57. Sernhac	932	15,05
58. Bernis	816	15,05
59. Théziers	604	14,89
60. Le Cailar.	1.529	14,41
61. Comps	675	14,15
62. Moulezon-et-Montagnac	525	14,03
63. Saint-Bonnet.	356	13,04
64. Caveirac.	781	12,98
65. Vergèze	1 860	12,33
66. Codognon	838	12,30
67. Sommières	3.796	11,63
68. Saint-Dionisy.	222	11,11
69. Salinelles.	329	10,40
70. Montmirat	175	9,99
71. Saint-Mamert-du-Gard.	522	8,97
72. Mus.	457	8,45
73. Saint-Bauzely	293	7,69
74. Parignargues	243	5,40

*
* *

En déduisant les enfants envoyés en nourrice du chiffre des naissances et de celui des décès, nous n'avons pas sensiblement modifié le rang qu'occupait dans notre premier tableau la ville de Nîmes. Il n'en est pas de même pour ce qui concerne la ville de Limoges, qui occupait dans notre premier tableau le 25e rang et qui n'occupe plus que la 17e place.

Il est à remarquer toutefois que les 16 communes dans lesquelles la mortalité infantile est plus élevée qu'à Limoges sont toutes des communes essentiellement rurales et que les villes d'Aixe et d'Eymoutiers, dont la population respective est de 3.451 et de 4.089, occupent seulement les 68e et 65e rangs de notre second tableau.

*
* *

Dans les statistiques qui précèdent, nous n'avons pas cru devoir séparer des enfants légitimes les enfants illégitimes qui, d'après M. Bertillon, succomberaient dans une proportion deux fois plus forte que les enfants légitimes.

Or, les enfants illégitimes sont, ainsi qu'il est inutile de le rappeler, beaucoup plus nombreux à la ville qu'à la campagne, de telle sorte que si nous les retranchions de nos statistiques, nous obtiendrions certainement un pourcentage de décès d'enfants de moins d'un an beaucoup plus diminué pour ce qui concerne les villes que pour ce qui a trait aux communes rurales.

*
* *

En somme, *la conclusion qui se dégage nettement des diverses statistiques que nous venons de résumer est que, pour ce qui concerne les enfants de moins d'un an, la mortalité est bien souvent aussi élevée et quelquefois même plus élevée à la campagne que dans les agglomérations urbaines et industrielles.*

Or, nous sommes convaincus et nous espérons montrer ultérieurement que plus encore à la campagne qu'à la ville, la moitié au moins des décès de la première enfance rentrent dans la catégorie de ces morts qu'il est possible et facile d'éviter. Certes, en effet, plus encore pour ce qui a trait aux communes rurales que pour ce qui concerne les centres urbains et industriels, il est vrai de dire avec le sénateur Paul Strauss que « le tribut mortuaire prélevé sur la petite enfance est en grande partie, au moins pour moitié, le fruit d'erreurs, d'ignorances et de misères dont la source peut et doit être tarie. »

L. CRUVEILHIER.

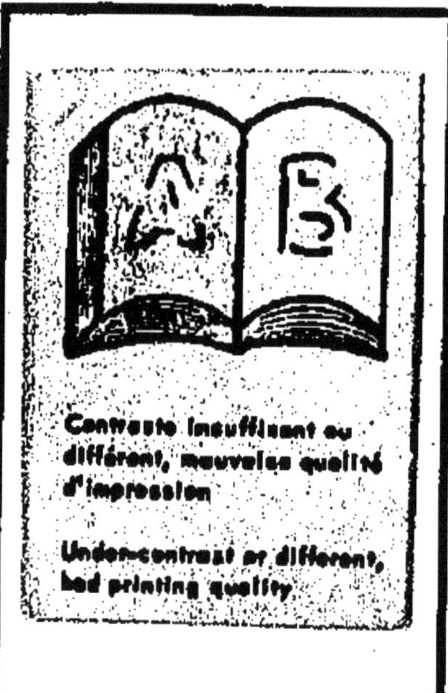
Contraste insuffisant ou
différent, mauvaise qualité
d'impression
Under-contrast or different,
bad printing quality

www.ingramcontent.com/pod-product-compliance
Ingram Content Group UK Ltd.
Pitfield, Milton Keynes, MK11 3LW, UK
UKHW020503230726
13925UKWH00005B/2084

9 782013 610124